AF309814

LE
PSORIASIS BUCCAL

PAR

Le Dr M. DEBOVE,

Interne des hôpitaux de Paris,
Répétiteur à l'école pratique des Hautes-études,
Membre de la Société anatomique.

PARIS

LIBRAIRIE F. SAVY,

24, RUE HAUTEFEUILLE, 24.

1873

LE

PSORIASIS BUCCAL

LE

PSORIASIS BUCCAL

PAR

Le Dr M. DEBOVE,

Interne des hôpitaux de Paris,
Répétiteur à l'école pratique des Hautes-études,
Membre de la Société anatomique.

PARIS

LIBRAIRIE F. SAVY,

24, RUE HAUTEFEUILLÉ, 24.

1873

A MA MÈRE

A MES MAITRES

MM. BAZIN, CHARCOT, LORAIN, RANVIER

PSORIASIS BUCCAL

INTRODUCTION.

Le psoriasis buccal est une affection qui n'a pas été l'objet de nombreuses recherches. En 1868, M. Bazin (1) a décrit sous ce nom un certain état morbide de la langue et de la bouche, mal connu et indiqué vaguement jusque-là dans quelques obser-

(1) Voici la description de M. Bazin.

« A côté du psoriasis arthritique, tel que nous venons de le décrire, nous plaçons une affection squameuse de la muqueuse buccale que nous désignons sous le nom de psoriasis buccal.

« Cette affection occupe la face interne des lèvres et des joues et quelques points de la surface de la langue. Elle est formée par de petites pellicules blanchâtres, à contours tantôt unis et tantôt irrégulièrement dentelés. Ces pellicules, qui paraissent liées à une altération spéciale de l'épithélium et des papilles sous-jacentes, forment souvent des bandelettes étroites et longitudinales. Très-adhérentes, elles font à peine saillie à la surface de la muqueuse : elles sont sèches et rugueuses au toucher, tandis que les parties voisines offrent leur état normal. Cette affection n'est pas douloureuse, mais elle occasionne une gêne continuelle et préoccupe singulièrement les malades. Nous l'avons observée le plus souvent chez des sujets arthritiques ; quelques-uns avaient eu antérieurement des accidents syphilitiques.

« Le psoriasis buccal a une durée très-longue et il est très-rebelle ; nous l'avons vu persister des années sans grandes modifications ; cependant les alcalins à l'intérieur, l'hydrocotyle et les pulvérisations alcalines et à l'eau de Saint-Cristau nous ont procuré quelques guérisons. »

vations, mais passé sous silence dans les traités classiques. (Biett, Rayer, Cazenave, Devergie, etc.)

Depuis cette époque il a été publié, en Angleterre principalement, quelques observations de cette affection. (Voir l'Index bibliographique.)

Les Allemands, et je n'en excepte pas l'école de Vienne (Hebra, Neumann, etc.), paraissent avoir peu exploré cette partie de la dermatologie ; du moins n'en trouve-t-on pas de trace dans leurs traités classiques, ni dans leurs recueils spéciaux.

En France, le psoriasis buccal, bien connu des médecins qui fréquentent ou ont fréquenté l'hôpital Saint-Louis, est méconnu du plus grand nombre et donne lieu à de continuelles erreurs de diagnostic, bien préjudiciables aux malades traités, à leur grand détriment, comme syphilitiques. Ces erreurs tiennent peut-être à ce qu'il n'existe aucune description détaillée du psoriasis buccal, c'est une lacune que je tente aujourd'hui de combler.

DÉFINITION.

Le psoriasis buccal est une affection chronique de la bouche siégeant le plus souvent à la face dorsale de la langue, à la face interne des joues et des lèvres, caractérisée par un aspect blanchâtre et mamelonné de la muqueuse qui est souvent fendillée et paraît indurée.

J'adopte le nom de psoriasis buccal, donné par M. Bazin à cette affection, non pas que je la considère comme identique au psoriasis de la peau, mais parce que cette dénomination donne une bonne idée de l'aspect sous lequel se présente la lésion.

L'ordre des squames de Willan comprend encore le pityriasis et l'ichthyose. Je rejette l'expression *pityriasis*, parce qu'elle donne l'idée de squames, très-minces et très-fines, ce qui n'est pas le cas de l'affection que je décris. Je rejette l'expression *ichthyose* adoptée par les auteurs anglais, parce que l'ichthyose est une affection congénitale, une difformité du tégument, tandis que le psoriasis buccal est une affection acquise.

Le psoriasis buccal est *fréquent*, on constatera cette fréquence lorsqu'il sera mieux connu. Rappelons que toutes les maladies nouvellement décrites paraissent rares, qu'elles deviennent fréquentes à mesure que nous les connaissons mieux.

HISTORIQUE.

Samuel Plumbe paraît avoir vu un cas de psoriasis lingual. Après avoir parlé d'*ichthyose* locale succédant à des frottements répétés, il dit : « J'ai observé un développement morbide des papilles de la langue, chez un homme d'une bonne santé, je le regarde comme précisément semblable dans sa nature à l'ichthyose locale de la peau. » (Practical treatise of the diseases of skin, 4ᵉ édition. Londres, 1837, pages 514 et 515.)

En 1858, Buzenet dans sa thèse sur le chancre de la bouche (1) décrivit le psoriasis sous le nom de *plaques des fumeurs*, il considérait ces plaques comme des brûlures chroniques ; l'auteur rapportait deux observations, l'une personnelle, l'autre communiquée par le Dr A. Fournier. J'ai reproduit les observations de Buzenet, on verra qu'elles se rapportent bien au psoriasis buccal.

En 1862, Negligan (2) publia une observation très-remarquable de psoriasis lingual terminé par un *cancroïde*. Son observation est intitulée : Note sur une condition inusitée et anormale de la muqueuse de la langue et des joues dans ses rapports avec les assurances sur la vie. L'auteur avait examiné un sujet qui présentait une langue squameuse. Quelques années après cet homme eut un cancroïde. Negligan ne donne pas de nom à cette maladie, qu'il déclare ne pas connaître.

Déjà en 1861, Hulke avait publié une courte observation intitulée : Excroissance et corne de la langue ; je crois devoir la rattacher au psoriasis lingual.

En 1868, parurent les leçons de M. Bazin sur les affections cutanées de nature arthritique et dartreuse ; dans cet ouvrage, l'illustre dermatologiste donne une courte description du *psoriasis buccal* que depuis longtemps il décrivait dans son enseigne-

(1) Thèse inaugurale. Paris, 1858.
(2) Dublin quarterly journal, août 1862.
(3) Medical Times, nov. 1861.

ment oral. Le D' Jules Besnier, son interne et ré-
dacteur de ses leçons, publia à la fin du volume
une observation très-complète et très-intéressante
de psoriasis buccal, j'ai cru devoir la reproduire.

La même année, on trouve trois cas d'*ichthyose de
la langue* brièvement mentionnés dans le compte-
rendu de la Société clinique de Londres, ils offrent
ceci de particulier qu'ils finirent tous par un cancroïde.

Le D' Anderson communiqua une observation
de *psoriasis syphilitique* de la langue à la Société médicale de Glascow en janvier 1861 (1).

En 1871, le D' Saison (2) publia une thèse sur la
syphilis linguale; élève de l'hôpital Saint-Louis,
il connaissait le psoriasis de la langue; il le décrit
brièvement pour faire ressortir les différences qui
le séparent des manifestations syphilitiques de la
langue. Il considère comme deux affections dis-
tinctes les *plaques des fumeurs* et le *psoriasis buccal*.

Dans le Dictionnaire encyclopédique des sciences
médicales (3), le D' Dechambre parle du psoriasis
de la langue dans un article que je reproduis en
entier. « La seconde forme de glossite a été décrite
par Möller, sous le nom de Psoriasis lingual. Elle
serait carctérisée par une hyperplasie inflamma-
toire chronique de l'épithélium. Il se forme d'abord

(1) Glasgow medical journal, mars 1868.
(2) Thèse inaugurale. Paris, 1871.
(3) Article Langue du Dictionnaire encyclopédique des sciences
médicales. Paris, 1868.

Debove.   2 sur la surface de la langue des plaques d'un rouge vif, de figure singulière, mais à contours nets avec hyperémie des papilles qui ne tardent pas à se couvrir d'un épais enduit épithélial. »

Cet article, tout bref qu'il soit, renferme une erreur capitale. M. Dechambre fait honneur à Möller de la première description du psoriasis buccal, il prend le mot de M. Bazin et l'attribue à une affection de la langue décrite par Möller (1).

SYMPTÔMES.

Au début, le *psoriasis buccal* n'occasionne aucune gêne ; les malades s'en aperçoivent par hasard, en se regardant la langue dans un miroir ; j'ai vu plusieurs sujets chez lesquels l'affection ne donnait encore lieu à aucun trouble ; ils ignoraient com-

---

(1) Je reproduis, en l'abrégeant, la description de l'auteur allemand, on verra que ce qu'il décrit n'a rien à faire avec le psoriasis lingual. « Il se produit quelquefois des excoriations chroniques sur la langue, sous forme de taches très-rouges, nettement circonscrites ; sur ces taches l'épithélium est tombé ou très-aminci ; les papilles paraissent à ce niveau hyperémiées et tuméfiées, elles s'élèvent ainsi un peu au-dessus du niveau des parties voisines. Jamais on ne voit sur ces excoriations de sécrétion morbide, jamais il ne se produit d'ulcération plus profonde, elles ont même peu de tendance à s'étendre en surface, elles persistent opiniâtrement dans leur forme et leur grandeur primitive. Elles se montrent surtout sur les bords et à la pointe de la langue.... Elles produisent un sentiment de brûlure,....., gênent les mouvements de la langue..... J'ai observé six fois cette maladie, toutes les malades étaient des femmes ; la maladie durait déjà depuis des mois et se montrait entièrement rebelle à toute médication ; cinq de ces malades étaient affectées de ténia. » (Möller, klinische Bemerkungen über einige weniger bekannte krankheiten der Zunge. Deutsche Klinik, 1851, t. III, p. 273.)

plètement leur mal. Peu à peu la lésion augmente ;
les plaques psoriasiques deviennent plus épaisses,
plus larges, produisent un certain nombre de trou-
bles, qui ne permettent ni au malade, ni au médecin de méconnaître l'affection.

Les taches sont d'abord opalines, transparentes ;
la couche épidermique, peu épaisse, laisse voir par
transparence la muqueuse linguale ; cette couche
épidermique s'épaissit peu à peu et devient opaque ;
les teintes qu'elle présente varient ; quelquefois elle
est d'un blanc brillant argenté, rappelant tout à
fait par son éclat le psoriasis herpétique des coudes
et des genoux ; généralement la langue est d'un
blanc moins brillant, semblable à celui des bourgeons charnus sur lesquels on a passé un crayon
de nitrate d'argent. Si l'on examine ces surfaces à
la loupe, on reconnaît que les papilles sont plus vo-
lumineuses, souvent plusieurs d'entre elles sont
confondues et englobées par une même masse épithéliale.

La configuration de la lésion est variable ; le psoriasis nummulaire est une forme assez fréquente ;
il est formé par une, deux, trois ou un plus grand
nombre de taches arrondies, situées à la face dorsale de la langue : leur diamètre est souvent de 5 à
6 millimètres ; plusieurs d'entre elles peuvent se
fondre en une plaque, limitée alors par un rebord
festonné.

La forme habituelle est celle d'une plaque médiane s'étendant du V lingual à l'union du tiers

antérieur de la langue avec son tiers moyen. Au centre, les squames sont nombreuses, épaisses ; à la périphérie, elles diminuent, deviennent minces et prennent une teinte opaline ; on peut suivre sur ces points l'évolution de l'affection.

Dans une autre forme, la face dorsale de la langue est tout entière malade, l'affection s'étendant d'un bord de l'organe à l'autre, de la pointe à la racine.

La face inférieure de la langue est ordinairement saine ; lorsque la lésion occupe cette région, elle est toujours très-limitée, peu prononcée, et consiste en une ou deux petites plaques opalines.

Si l'on applique le doigt sur une tache psoriasique, on a un sentiment de résistance ; si l'on pince la langue entre les doigts, cet organe paraît plus dur. Cette augmentation de consistance est due à l'accumulation d'épiderme, mais il est dû surtout à une néoformation de tissu fibreux dans la muqueuse et les parties sous-jacentes. Cette production fibreuse n'a point partout le même développement ; par places, elle est plus épaisse et forme des indurations circonscrites, qui peuvent être une source d'embarras pour le médecin. Comme nous le verrons plus loin, le *psoriasis buccal* se complique souvent de cancroïde, et il peut être parfois fort difficile de différencier une des indurations dont nous venons de parler d'un cancroïde au début.

Quelques psoriasis, même étendus, sont lisses, c'est-à-dire qu'à leur surface il n'existe ni fissure,

ni crevasse ; mais, le plus souvent, il n'en est pas
ainsi ; la langue présente un certain nombre de
sillons, les uns superficiels et qui ne paraissent que
l'exagération des sillons normaux ; d'autres, au
contraire, larges et au fond desquels on voit la muqueuse ulcérée et saignante ; ils peuvent être assez
profonds pour loger un pois. Le grand sillon médian de la langue est ordinairement le siége de cet
ulcère linéaire ; souvent on voit des sillons moins
profonds qui lui sont parallèles, et parfois aussi
d'autres sillons transversaux coupant les premiers
perpendiculairement et divisant ainsi la muqueuse
linguale en un certain nombre de petits blocs carrés. Chez plusieurs malades, pendant la mastication, des parcelles alimentaires venaient se loger
dans les sillons, causaient une douleur assez vive,
et les obligeaient à se rincer la bouche à chaque
instant. Le mécanisme de ces déchirures est facile
à comprendre : si l'on suppose un organe, mobile
comme la main ou la langue, recouvert d'un enduit
inextensible, les mouvements seront empêchés et
limités si l'enduit est très-résistant ; il se rompra
s'il l'est moins. La couche épithéliale du psoriasis
est un enduit solide qui couvre la face dorsale de la
langue ; il est rompu dans les mouvements de cet
organe ; ainsi que cela était facile à prévoir, cette
rupture a lieu aux points où la muqueuse présente
des plis et des sillons à l'état normal. La déchirure
ne se limite pas toujours à l'épithélium, mais
s'étend dans la muqueuse à une profondeur plus

ou moins considérable et produit les ulcères linéaires dont nous avons parlé.

Il existe encore d'autres ulcères qui se forment non plus par déchirure, mais par chute de l'épithélium ; cette desquamation donne lieu à des ulcères souvent arrondis, présentant un diamètre variable, et qui, au bout d'un certain temps, se recouvrent de nouvelles couches épithéliales.

Dans les cas simples, il n'existe pas de douleur vive, mais un sentiment de gêne qui est constant, tourmente singulièrement les malades et les rend facilement hypochondriaques. Pendant le repas, la gêne est plus considérable ; elle devient même une douleur assez intense si le malade a des ulcères linguaux, ou s'il fait usage d'aliments ou de boissons particulièrement irritants, tels que mets fortement épicés : salade, liqueurs alcooliques, vin pur, etc. Tous les malades que j'ai observés, pour peu que la lésion fût prononcée, étaient obligés de s'abstenir de vin pur.

La mastication est toujours lente, la langue n'étant plus aussi mobile qu'à l'état normal ; en raison de la sensibilité exagérée de cet organe, les malades se soumettent à un régime spécial, ils évitent les aliments irritants par leur nature ou leur consistance ; j'ai observé des sujets qui étaient obligés de se nourrir exclusivement, pendant un certain temps, d'aliments de peu de consistance, tels que soupe, purées, etc.

Dans la plupart de mes observations, il est noté

que le sens du goût n'était ni altéré, ni diminué ; il faut remarquer que ces observations sont prises sur des malades des hôpitaux, mauvais observateurs quand il s'agit d'apprécier un symptôme tel que la diminution du goût ; la maladie arrivant lentement, les malades peuvent s'imaginer n'avoir rien perdu de leur aptitude gustative. Un de mes malades, bourguignon, était expert en vins, dans son pays. On le consultait fréquemment sur la provenance et la date des différents vins ; depuis le début de son psoriasis, il ne peut plus déguster les vins. Des lésions de la langue, aussi prononcées que celles que nous décrivons, doivent certainement altérer le goût chez les malades ; et si un certain nombre le nient, cela tient, dans mon opinion, à ce que cette altération se fait progressivement et aussi à ce fait qu'une bonne part des sensations que nous rapportons à l'organe du goût, doit l'être à celui de l'odorat.

La parole est souvent gênée, surtout au début et à la fin d'une conversation ; la langue est alors épaisse, il semble aux malades que son volume ait augmenté.

La salivation est augmentée et, pendant le sommeil, la salive peut s'écouler de la bouche. Dans un certain nombre de cas, cette augmentation de la sécrétion salivaire n'est peut-être qu'apparente ; cette apparence serait due à ce que la langue, étant moins mobile, la déglutition de la salive se ferait moins bien et il en résulterait une accumulation ce liquide dans la bouche. L'haleine n'est pas fétide.

L'état de la langue n'est pas toujours le même ; il est des moments où il paraît plus grave, lorsqu'elle a été irritée par un agent, tel que le tabac, l'alcool, ou lorsque les sujets ont parlé longtemps. Dans ces cas, la langue augmente de volume et les malades sont obligés à un repos momentané. De tous les irritants, celui que j'ai vu produire les effets les plus déplorables est le mercure. Les malades déclarés syphilitiques et soumis à un traitement mercuriel, ont rapidement une stomatite, qui fait progresser en peu de temps leur psoriasis. L'iodure de potassium a produit chez plusieurs malades des douleurs fort vives.

Le psoriasis de la face interne des joues et de la face postérieure des lèvres existe seul ou bien avec un psoriasis de la langue ; il se présente sous forme de taches blanchâtres siégeant souvent aux commissures, et décrites sous le nom de *plaques des fumeurs ;* d'autres fois, il forme une ligne blanchâtre s'étendant d'une commissure à la branche montante du maxillaire en suivant la ligne de jonction des dents du maxillaire supérieur et du maxillaire inférieur.

D'autres fois encore les plaques psoriasiques siégent à la face postérieure des lèvres. Les squames de ce psoriasis sont habituellement fines ; dans certains cas, il est couvert de petites crêtes, qui peuvent devenir très-saillantes, allongées, et l'on pourrait désigner cette forme sous le nom de *psoriasis végé-tant.*

Le psoriasis végétant se rencontre aussi quel-quefois sur la langue, tel est, par exemple, le cas rapporté par Hulke (1), qui fut obligé d'enlever une plaque de psoriasis végétant qui s'élevait de 1/8 de pouce au-dessus de la muqueuse voisine; elle était formée de villosités couvertes d'épithélium rappe-lant tout à fait les crêtes de langue du chat.

J'ai vu quelques malades présenter de petites ta-ches blanchâtres sur les *gencives.*

Chez un malade de M. Bazin (communication orale), il y avait un psoriasis des gencives qui avait amené une carie dentaire.

Le psoriasis buccal peut siéger à la *voûte pala-tine*; j'en ai vu un cas dans le service de M. le professeur Verneuil; dans une observation prove-nant du même service, qui m'est communiquée par mon collègue et ami M. Lemaître, il est dit: « La muqueuse du palais est bosselée et très-nette-ment hypertrophiée par place. »

L'affection siége le plus souvent aux lèvres et aux joues; mais, comme elle n'entraîne alors, le plus souvent, ni douleur ni gêne, les malades ne s'en plaignent guère et le médecin la découvre par hasard.

(1) Loc. cit.

MARCHE. DURÉE. TEMINAISON.

La marche du *psoriasis buccal* est chronique, elle n'est pas régulière ; sous l'influence d'agents irritants, on le voit progresser en peu de temps et par poussées. Sa durée est indéterminée ; j'ai vu des malades qui prétendaient que depuis nombre d'années le mal était resté stationnaire. Il est toujours difficile d'apprécier l'époque du début, le malade découvrant par hasard son affection. Un malade observé dans le service de M. Verneuil, et mort à l'âge de 62 ans, affirmait, qu'à l'âge de 28 ans, il portait déjà des plaques de psoriasis sur la langue ; longtemps stationnaires, elles ne s'étaient aggravées que dans ces dernières années.

Le mal peut-il guérir ? J'ai vu des malades à l'hôpital qui, dans l'espace de quelques mois, étaient tellement améliorés, qu'avec un traitement suivi plus longtemps, ils auraient probablement guéri ; je n'ai pu les observer pendant le temps nécessaire. Le Dr Bazin, qui a observé tant de psoriasis dans sa clientèle privée, en a vu guérir plusieurs ; cette guérison a toujours nécessité un traitement de deux ou trois années.

Une des terminaisons fréquentes de l'affection qui nous occupe, terminaison que ne doit jamais oublier le médecin, est le cancroïde de la langue. J'en ai vu un cas dans le service de M. le professeur Verneuil, qui m'autorise à dire qu'il a observé plusieurs fois des faits semblables. MM. Bazin, Hardy, Lailler, Hillairet, Panas, Dolbeau (communications orales), ont tous vu, à différentes reprises, le psoriasis lingual amener un cancroïde.

Deux cas semblables ont été observés par M. Papillon, médecin traitant de l'hôpital Saint-Martin (cité dans la thèse de M. Saison).

En 1862, le Dr Negligan (1) publie le fait suivant. Il examine, en 1857, un sujet âgé de 46 ans, qui voulait se faire assurer sur la vie : « La langue présentait une singulière affection, sa muqueuse et celle de la face interne des joues était transformée en une peau blanche, épaisse, semblable à la peau d'un gant de chevreau et présentait une surface inégale. Je n'avais jamais vu de lésion semblable et ne pouvais lui assigner une cause : le malade affirmait qu'il était ainsi depuis trente ans, que son goût était intact, qu'il n'éprouvait aucune gêne.... Il pensait que cette affection était produite par l'abus du tabac, par l'habitude de fumer dans une pipe très-courte, de façon à recevoir dans la bouche la fumée aussi chaude qu'il pouvait la supporter... Cet état était tout à fait nouveau pour moi... En 1861, le malade s'étant mordu la langue, il se forma en ce point un petit tubercule de la grosseur d'un pois sur le bord de la langue, au-dessous de la muqueuse. Il consulta plusieurs de nos éminents chirurgiens qui différèrent d'opinion sur la nécessité d'une opération. Il se confia à l'un d'eux, qui

(1) Loc. cit.

traita la maladie par des applications caustiques.
Quelque temps après, il survint une hémorrhagie
qui nécessita une opération à laquelle il ne survé-
cut que quelques mois, le cancer ayant envahi les
ganglions du cou... En rapportant ce cas, j'ai eu
l'intention d'appeler l'attention sur un état *non décrit* de la muqueuse de la langue et des joues,
de montrer la possibilité de sa terminaison par un
cancer et de faire ressortir qu'une pareille altération
rendrait difficile une assurance sur la vie. »

Le Dr Anderson a vu un cas de psoriasis lingual
terminé par un cancroïde (1).

J'extrais le passage suivant d'une séance de la
Société clinique de Londres (séance du 9 octobre
1868) :

Ichthyose de la langue.

Hulke. — Chez un malade atteint d'ichthyose de
la langue, après vingt années environ, il est survenu un épithélioma.

Paget a vu un cas semblable, il y a quelques années, qui a fini également par un cancroïde.

Andrew Clark a vu deux faits semblables chez
des souffleurs de verre.

Je ne connais qu'un cas de psoriasis labial ayant
amené un cas de cancroïde de la lèvre (communication orale de mon ami le Dr Edmond Bassereau);

(1) Loc. cit.
(2) Loc. cit.

mais il est très-probable que la plaque des fumeurs précède souvent le cancer dit des fumeurs.

J'ai vu dernièrement, dans le service de M. le professeur Verneuil, un malade portant un cancroïde à la joue; il avait depuis plusieurs années un psoriasis de la joue.

Il est impossible d'établir une relation entre la gravité, l'étendue de la lésion squameuse et l'apparition du cancroïde; il se développe tantôt sur des langues où la lésion squameuse occupe toute la surface de l'organe, tantôt sur des langues qui ne présentent qu'une ou deux taches de psoriasis.

ANATOMIE PATHOLOGIQUE. — NATURE.

J'aurais voulu présenter un chapitre complet sur l'anatomie pathologique de cette affection. Malheureusement, dans les quelques observations publiées, je n'ai pas trouvé de relation d'autopsie. Hulke, qui enleva une portion de psoriasis lingual végétant, l'examina au microscope et trouva des papilles colossales semblables à celles de la langue du chat.

Un homme mourut d'un cancroïde de la langue enté sur un psoriasis lingual; un autre malade, qui avait un psoriasis de la joue et un cancroïde de la même région, fut opéré; les pièces provenant de ces deux malades furent mises à ma disposition par M. le professeur Verneuil.

C'est par l'examen de ces deux pièces que j'ai pu recueillir quelques notions bien incomplètes sur l'anatomie pathologique de l'affection que je décris.

La muqueuse est dure, crie sous le scalpel ; elle est très-épaisse.

La couche épithéliale est un peu épaissie. On trouve par place le nucléole des cellules vésiculeux et dilaté, lésion accessoire à laquelle j'attache d'autant moins d'importance, que le voisinage d'un cancroïde suffit à la produire.

Le chorion a une épaisseur quatre à cinq fois plus considérable qu'à l'état normal, résultant de la présence d'un tissu conjonctif dense ; il y a une véritable sclérose de la muqueuse. On trouve un nombre assez considérable de leucocytes infiltrés. A la superficie, les papilles linguales, ont pris un aspect mamelonné, uniforme, rappelant l'aspect des papilles du derme cutané. A la partie profonde, le tissu fibreux du chorion pénètre entre les fibres musculaires de la langue ; on aperçoit d'abord quelques-unes de ces fibres petites et isolées ; la sclérose paraît avoir envahi les couches musculaires les plus superficielles de l'organe, les avoir comprimées et atrophiées.

Je le répète, ces cas sont complexes ; les pièces ont été recueillies sur des sujets atteints de cancroïde, et quoique examinées sur des points éloignés de cette tumeur, on pourrait attribuer au cancroïde une partie des lésions décrites.

Laissant de côté les points accessoires, il m'a paru résulter de mon examen deux faits : 1° l'épaississe-

ment de la couche épithéliale; 2⁰ l'épaississement
et la sclérose du chorion de la muqueuse.

L'épaississement de la couche épithéliale est un
fait qui me paraît mis hors de doute par les résul-
tats de l'examen clinique, lorsqu'il se forme des
ulcérations à la surface du psoriasis lingual. On
voit alors l'épithélium soulevé par plaques épaisses.
Si sur ces parties ulcérées on applique le doigt, on
sent que l'induration de l'organe n'a guère diminué par la chute de l'épithélium, et cette induration est une preuve de la sclérose de la muqueuse.

En présence de ces lésions de la langue, je me
suis demandé si la lésion que j'étudie était bien un
psoriasis identique à celui de la peau. Or, je trouve
des différences très-marquées entre les lésions ana-
tomiques du psoriasis cutané et celles du psoriasis
lingual.

La psoriasis buccal coïncide ordinairement avec
des eczémas circonscrits de la peau et plus rare-
ment avec des psoriasis de la peau. Jamais je n'ai
vu un psoriasis de la face muqueuse des lèvres, se
continuer avec un psoriasis de la face cutanée.
Enfin, le psoriasis cutané ne présente comme lésion
du chorion qu'une infiltration embryonnaire des
papilles, et jamais cette cirrhose dont nous avons
parlé précédemment (1).

Le psoriasis lingual me parait donc devoir être
considéré, comme une cirrhose de la muqueuse

(1) Comparez pour l'histologie du psoriasis cutané. Neumann:
Lchrbuch der Hauthrankheiten, 3⁰ édition. Vienne, 1873, p. 259.

buccale. Je conserve néanmoins l'expression psoriasis, car elle donne une bonne idée de l'aspect général de la lésion, et ne donne lieu à aucun équivoque, enfin, les notions histologiques que nous possédons sur l'affection qui nous occupe, ne sont pas suffisantes pour permettre d'en affirmer la véritable nature, et de lui apppliquer une dénomination définitive.

ETIOLOGIE.

J'ai toujours observé le psoriasis de la langue chez des adultes et des vieillards, je ne l'ai jamais vu chez les enfants et n'en connais pas d'observation. M. Bergeron a observé chez les enfants une lésion de la muqueuse linguale qui est peut-être du psoriasis ; sa description est trop brève pour que je puisse l'affirmer (Société médicale des hôpitaux, séance du 11 mai 1864).

Cette affection est très-rare chez les femmes. Je possédais déjà vingt cinq observations d'hommes, et je n'en avais pas encore une seule de femme. J'ai vu dans le service de M. Bazin une femme syphilitique, qui avait un psoriasis lingual, la lésion était peu prononcée, mais il n'y avait cependant pas d'erreur possible, et plusieurs médecins auxquels elle fut présentée n'ont pas hésité à porter le même diagnostic. M. Bazin a observé deux autres cas chez la femme (communication orale); une de ces malades a été vue par M. Lailler. Cette rareté chez les femmesest probablement due à ce qu'elles ne fument pas (du moins dans le milieu où j'ai observé).

Quelques médecins ont cru que l'affection ici décrite était de nature syphilitique; cette idée est d'autant plus regrettable qu'ils ont traité leurs malades par le mercure, ce qui a singulièrement aggravé leur état. Il faut cependant reconnaitre qu'un certain nombre de sujets qui avaient présenté des lésions syphilitiques de la bouche, ont ensuite été affectés de psoriasis buccal; mais je crois à une influence toute locale. J'ai vu souvent des malades qui présentaient des plaques syphilitiques de la paume des mains, présenter ensuite un psoriasis palmaire qui n'avait rien de syphilitique, et qu'un raitement spécifique n'améliorait pas; il y avait ransformation *in situ* d'une affection en une autre, c'est ce que MM. Bazin et Ricord ont exprimé en disant : la syphilis éveille la dartre. Plusieurs de mes malades ont eu des plaques muqueuses de la langue, puis ces plaques ont été suivies immédiatement de psoriasis; il est probable qu'elles ont agi comme cause locale irritante. En parcourant les observations jointes à ce mémoire on verra qu'un certain nombre de malades n'ont jamais eu la syphilis. Chez un malade du service de M. Hillairet qui portait un chancre induré, j'ai constaté l'existence d'un psoriasis de la langue qui datait de plusieurs années.

Le *tabac* me parait avoir une influence plus grande que la syphilis. Le psoriasis des lèvres surtout celui des commissures, a été désigné sous le nom de plaques des fumeurs et a été considéré comme une brûlure chronique; on l'a signalé comme particulièrement fréquent chez les sujets qui se servent de pipes à tuyaux très-courts appelées vulgairement *brûle-gueule*. Je crois qu'il faut plutôt attribuer le mal à une action irritante spéciale de la fumée et du jus de tabac qu'à sa chaleur ; on peut en effet l'observer sur des parties éloignées de la bouche, alors que la partie des lèvres la plus directement en contact avec la pipe ou le cigare est indemne. Il ne faudrait pas toutefois attribuer au tabac une influence exclusive, j'ai vu des sujets qui n'ayant jamais fumé avaient un psoriasis de la bouche.

L'immense majorité des syphilitiques et des fumeurs n'est pas atteinte de l'affection que nous décrivons ; or par quelle prédisposition certains syphiliques et fumeurs sont-ils atteints ? Les causes que nous avons précédemment énumérées n'agiraient que si elles trouvent un terrain convenable, par exemple si les sujets sont arthritiques. Cette opinion est basée sur ce fait qu'un grand nombre de malades ont eu des douleurs rhumatismales ou portent des manifestations cutanées de l'arthritis, telles par exemple que l'eczéma circonscrit. Dans un certain nombre des cas que j'ai observés l'affection était bien évidemment arthritique ; dans d'autres cas, je n'ai rien trouvé, ni chez le malade, ni dans sa famille, qui me permît de rattacher le psorasis buccal à l'arthritis. M. Bazin avait bien observé ces faits lorsqu'il dit : « Nous l'avons observé *le plus souvent* chez des sujets arthritiques. »

M. Bazin a vu plusieurs membres d'une même famille affectés de psoriasis buccal.

DIAGNOSTIC.

Le diagnostic de cette affection est très-facile ; elle ne peut être confondue avec aucune autre ; s'il en a été autrement, je crois pouvoir attribuer ces erreurs aux descriptions incomplètes des auteurs.

Si un psoriasis de la langue a été irrité par des topiques médicamenteux, on pourrait peut-être le confondre avec l'*eczéma* ; il suffirait alors d'observer le malade quelques jours ; on verrait les plaques psoriasiques se reformer à la surface des ulcères. Buzenet dit dans sa thèse que les plaques des fumeurs reposent sur une base indurée et pourraient être confondues avec un *chancre induré*. La confusion me paraît difficile, rappelons seulement que l'induration parcheminée du chancre est plus prononcée, donne au doigt la sensation d'un tissu catilagineux, que le chancre est toujours accompagné d'adénopathie.

Les *plaques muqueuses* diffèrent du psoriasis à beaucoup d'égards. On trouve souvent d'autres signes de syphilis, des adénopathies ; leur surface est couverte de produits de secrétion ; ces produits de secrétion sont blanchâtres et donnent aux plaques une coloration opaline ; mais sur ces plaques, dites plaques opalines, le produit de secrétion est toujours peu épais, se détache sous l'ongle, ce qui n'a pas lieu pour les masses épithéliales du psoriasis.

Dans tous les cas où l'on a commis une erreur de diagnostic, on a toujours cru à une lésion syphilitique ; cette erreur doit être rapportée à deux causes : d'abord le psoriasis lingual est une affection fréquente chez les syphilitiques, ensuite il est à remarquer que quand nous nous trouvons en face d'une lésion mal définie des muqueuses, nous avons toujours une grande tendance à la rapporter à la syphilis, tant sont fréquentes les lésions syphilitiques de ces membranes.

TRAITEMENT.

Avant tout il faut éloigner les causes qui ont favorisé le développement du mal. Il faut, surtout, défendre au malade de fumer ; mais l'affection se montre souvent chez des fumeurs invétérés, de qui il est impossible d'obtenir aucun sacrifice, il faut insister et se rappeler qu'ils sont menacés de cancroïde.

Il faut encore prescrire aux malades un régime doux, les engager à ne point user de boissons ou d'aliments irritants, tels que : salades, mets épicés, liqueurs, vin pur, etc. ; à choisir des aliments dont la consistance ne soit pas trop grande, qui ne puissent blesser ou déchirer la langue.

En suivant ce régime, les malades sont déjà améliorés, mais les seuls exemples de guérison que je connaisse, m'ont été communiqués par M. Bazin et sont dus au traitement alcalin : pastilles de Vichy, pulvérisations alcalines, eaux alcalines à l'intérieur.

Si le malade use des pastilles de Vichy, il faut prendre garde qu'elles ne soient aromatisées par des substances irritantes. Un de mes malades prit des pastilles aromatisées avec de la menthe, et eut beaucoup à souffrir de ce traitement, sa langue se gonfla, et il fut obligé de le suspendre.

Le meilleur traitement local, celui dont j'ai obtenu des effets réellement rapides, ce sont les pulvérisations sur la langue, répétées deux ou trois fois par jour ; je les faisais habituellement avec l'eau de Saint-Christau, je crois qu'on pourrait y substituer une autre eau alcaline sans inconvénient.

J'ai joint à ce travail une planche coloriée, destinée à montrer deux types de psoriasis lingual.

La première figure représente un psoriasis lisse, formé par la réunion de plusieurs plaques nummulaires. Il a été reproduit d'après un moulage du musée de l'hôpital Saint-Louis, moulage exécuté par M. Baretta.

La seconde figure représente un psoriasis fendillé, c'est la forme la plus fréquente, cette figure a été copiée d'après nature.

Observations.

Obs. I. — Psoriasis des lèvres et des joues. Syphilis. (Observation recueillie dans le service du Dr Bazin.)

V... 30 ans, garçon marchand de vin.

Il ne peut indiquer de quelle maladie sont morts son père et sa mère.

Etant enfant, il a eu la teigne.

En 1867 il a eu un chancre induré de la verge. En 1869 il a eu sur les jambes une éruption syphilitique dont on voit parfaitement les cicatrices. Il n'a jamais eu de douleurs rhumatismales ; il a de violentes migraines ; il fume la cigarette (deux à trois soùs de tabac par jour.)

En 1869 il est entré à l'hôpital Saint-Louis, il avait des plaques muqueuses aux commissures labiales, il a eu également des plaques de la langue ; il *affirme que son psoriasis a succédé immédiatement aux plaques.*

Il n'éprouve aucune gêne de son mal, il n'a point de difficulté pour boire, ni pour manger.

Sur les joues on voit au niveau de la ligne interdentaire, une ligne blanchâtre presque imperceptible. A un centimètre en arrière de la commissure gauche, on trouve une plaque lisse, blanche, couverte de squames très-fines. Sur la commissure gauche on trouve une plaque de la même grandeur, elle est inégale, rugueuse et présente des plis assez profonds séparés par de petites crêtes saillantes.

Obs. II. — Psoriasis des joues et de la langue. Syphilis. (Malade adressé par le Dr Bazin.)

X... 40 ans, voyageur en coutellerie, son père est mort du charbon, sa santé était bonne, sa mère est bien portante.

Il a fréquemment des douleurs rhumatismales surtout dans les épaules, il a des hémorrhoïdes, il fumait autrefois deux ou trois cigares par jour, depuis le début de sa maladie il a cessé de fumer.

En 1860 il a eu un chancre de la verge, en 1865 il a été soigné par M. Ricord pour une éruption syphilitique de la jambe. Il ne peut nous indiquer s'il a jamais eu des plaques muqueuses.

Depuis l'année 1866 il a mal dans la bouche ; ce mal était déjà grand lorsqu'il s'en aperçut, il ne causait aucune gêne.

Il a consulté un grand nombre de médecins différents ; les plus sages l'ont engagé à venir à Paris consulter des spécialistes, les plus ignorants l'ont saturé de mercure.

Il revient à Paris, en 1872, pour consulter le Dr Bazin, qui a eu l'extrême obligeance de me le montrer.

X... est très-excité, son cerveau paraît fortement troublé par sa maladie, il se croit un objet de dégoût pour ses semblables. Quand il prend du mercure il a l'haleine fétide, il attribue ce symptôme à sa maladie, il s'enferme chez lui refusant de voir qui que ce soit.

L'appétit est excellent, l'état général est bon.

Le sens du goût est absolument intact, la parole est facile, la mastication et la déglutition ne présentent aucune difficulté.

La langue, surtout sur les bords et sur la pointe, présente des petites squames blanchâtres, cette affection de la langue est presque insignifiante.

Sur la joue droite, derrière la commissure on trouve une tache blanchâtre de la grandeur d'une pièce de cinquante centimes et couverte de squames blanchâtres très-fines. Du côté gauche le mal est beaucoup plus prononcé, il s'étend de la commissure à la branche montante du maxillaire ; en arrière, il a trois à quatre millimètres de largeur, en avant sa largeur dépasse un centimètre cette surface est couverte de végétations saillantes.

Ces végétations sont formées de squames, elles sont séparés par des sillons qui ne sont pas au-dessous du niveau de la muqueuse ambiante.

Angine granuleuse.

M. Bazin prescrit au malade de suspendre tout traitement mercuriel, de prendre des douches buccales d'eau de Royat.

Obs. III. — Psoriasis de la langue et des lèvres. (Observation recueillie dans le service de M. Bazin.)

Pelletier 67 ans, cocher, couché au n° 37 du pavillon Saint-Mathieu, service de M. Bazin.

Il ne peut indiquer de quelle maladie sont morts son père et sa mère. Il a eu quelquefois des douleurs dans les épaules, dans les reins, jamais il n'a été forcé d'interrompre son travail. *Pas de syphilis* mais plusieurs blennorrhagies. Il ne fume pas et *n'a jamais fumé.*

Il y a quinze mois il s'est aperçu qu'il prononçait difficilement ;

il est venu consulter à l'hôpital Saint-Louis, son mal augmentant toujours il se décide à entrer dans le service de M. Bazin le 18 novembre 1872.

C'est un homme grand, fort, sanguin. Il éprouve de la peine à parler, sa langue est lourde; pour manger il éprouve une gêne légère, il n'en éprouve aucune pour boire.

La salivation a un peu augmenté, il raconte que pendant son sommeil, la salive lui coule de la bouche, ce qui ne se produisait pas avant sa maladie. Son goût n'a pas diminué.

La langue est crêmeuse, d'un blanc uniforme, les papilles sont hypertrophiées, elles sont squameuses à leur sommet.

En arrière. au niveau du V, un sillon profond antéro-postérieur, mais tracé en zigzag, quelques sillons secondaires peu profonds s'ouvrent sur ce sillon médian.

Le bord libre des lèvres présente des taches blanches confluentes, les joues sont indemnes, on trouve quelques taches pâles sur les gencives ; rien du côté des dents.

Le malade est soumis au traitement alcalin : pulvérisation d'eau de Saint-Christau, sirop alcalin.

A la fin de décembre 1872, le malade était beaucoup amélioré.

OBS. IV. — Psoriasis lingual. (Observation recueillie dans le service de M. Hillairet.)

X..., 45 ans, employé.

Jamais il n'a eu de rhumatisme; à 18 ans, il a eu de l'herpès du prépuce, il n'a jamais eu d'affection cutanée.

Il a beaucoup travaillé, ses excès ne sont que des excès de travail. Il a fumé un peu étant jeune, il y a plus de vingt-cinq ans qu'il n'a fumé, il ne prend jamais de liqueurs.

Il est marié et père de trois enfants, dont la santé est très-bonne. Il n'a jamais été malade, n'a pas eu de syphilis.

Son mal a commencé au mois de décembre 1870; il a ressenti des picotements dans la langue, il portait alors un dentier très-mal fait, qui a produit plusieurs ulcérations, c'est à cet appareil qu'il attribue tout son mal. Au mois de décembre 1871, il vient à Paris consulter un spécialiste qui lui conseille simplement de retirer son dentier.

En octobre 1872, il vient consulter M. Hillairet, c'est à l'obligeance de ce médecin que je dois d'avoir pu examiner ce malade.

Il prétend que son goût est intact; il mange facilement; quand il éprouve de la gêne, c'est au commencement du repas. La mastication se fait bien, là parole n'est pas gênée.

La langue est couverte de squames blanchâtres, elle est fendillée, mais le fendillement est très-irrégulier, les fentes limitent des espaces de grandeur très-variable, quelques points sont indurés, comme tuberculeux (cancroïde ?) — Pas de ganglions sous-maxillaires.

M. Hillairet cautérise plusieurs fois la langue de ce malade avec une solution d'acide chromique. Ce traitement produit de l'amélioration.

Obs. V. — Psoriasis de la langue. (Observation recueillie dans le service de M. Hillairet.)

X..., 37 ans, compositeur de musique.

Sa mère a souvent de très-violentes gastralgies. Ses enfants sont forts, mais l'un d'eux est épileptique.

X a eu souvent des douleurs rhumatismales, il a eu plusieurs blennorrhagies, il n'a jamais eu ni chancre, ni affection cutanée. Il y a une dizaine d'année, il eut sans cause apparente une adénite suppurée de l'aisselle.

Il est fumeur, mais il n'a jamais fumé plus de deux cigares par jour. Il y a dix-huit mois qu'est apparue son affection de la langue; elle a commencé par envahir la pointe et les bords de l'organe. Les médecins consultés ont déclaré qu'il s'agissait d'une affection syphilitique, on lui a prescrit du sirop de bi-iodure ioduré.

Le malade vient consulter au mois de décembre 1872 le Dr Hillairet à l'hôpital Saint-Louis; je dois à l'obligeance de ce médecin d'avoir pu examiner ce malade et en recueillir l'observation.

X ne sait pas si son goût a diminué; le sel, le vinaigre piquent fortement la langue; la mastication est un peu gênée lorsque les mets sont résistants. La langue se fatigue très-vite, et souvent il survient une certaine gêne dans la parole.

La langue présente une teinte opaline sur les bords, dans une largeur de 3 à 4 millimètres; sur la ligne médiane, le sillon antéro-postérieur a une grande profondeur, un certain nombre de sillons transversaux viennent le rencontrer perpendiculairement.

Entre les sillons, la peau paraît soulevée par des indurations qui donnent à la langue une apparence bosselée. En avant et à gauche, sent une induration plus considérable (cancroïde ?). Pas de ganglions sous-maxillaires.

Obs. VI. — Psoriasis lingual. Syphilis. (Observation recueillie dans le service de M. Hillairet.)

S... (Eloi), pavillon Gabrielle, 66 ans, maréchal ferrant. Son père était rhumatisant, il a perdu sa mère jeune. Il a trois enfants bien portants. Il a eu des fièvres intermittentes, des douleurs rhumatismales de la jambe et du bras ; ces douleurs sont plusieurs fois revenues, il n'en a pas depuis deux ans. Il ne fume pas.

Il a eu un chancre induré il y a quatre mois, il subsiste encore une induration légère et un peu d'engorgement ganglionnaire. Il porte des plaques muqueuses aux commissures labiales ; sur le cuir chevelu on trouve quelques croûtes.

Il y a deux ans et trois mois qu'il s'aperçut qu'il portait de petits boutons sur les parties latérales de la langue ; ces boutons se sont couverts de squames, et l'éruption s'est étendue à toute la langue. Un médecin lui a ordonné du chlorate de potasse. Son mal augmentant toujours, il se décide à entrer à l'hôpital Saint-Louis, dans le service de M. Hillairet, et nous l'examinons le 15 septembre 1872.

Le malade n'éprouve pas de difficulté à parler, il boit sans aucune gêne. Il se plaint d'être obligé de manger lentement. Le vin pur, la salade et presque tous les aliments épicés lui piquent fortement la langue.

Il est connaisseur en vin, mais depuis le début de son affection, le sens du goût s'est émoussé, il a de la peine à reconnaître les différents crus (le malade est bourguignon).

La langue présente des sillons transversaux peu profonds ; des sillons antéro-postérieurs, perpendiculaires aux précédents, divisent la langue en une série de petits carrés, ces carrés sont couverts de squames blanchâtres beaucoup plus marquées sur les parties médianes que sur les parties latérales.

Rien sur les joues ni à la face inférieure de la langue, ses bords sont fendillés.

Obs. VII. — Psoriasis de la langue. Syphilis. (Observation recueillie dans le service de M. Hillairet.)

M. 24 ans. Imprimeur lithographe. Il ne peut donner de renseignements sur son père. Sa mère a 51 ans, elle est bien portante.

Il n'a jamais eu de douleurs rhumatismales. Depuis l'âge de

16 ans, il fume la cigarette, il consomme environ dix centimes de tabac tous les jours.

En juin 1869, il a eu un chancre, il a été soigné par M. Liégeois qui lui a déclaré qu'il avait un chancre induré et l'a traité par des injections de sublimé ; quinze jours plus tard il avait des plaques du scrotum, il prétend n'en avoir jamais eu dans la bouche. Il affirme qu'à la suite de son chancre il n'a pas eu de syphilide exanthématique.

Vers le mois de janvier 1870 ; il a éprouvé une sensation de sécheresse dans la bouche, il s'est regardé dans une glace et a vu sa langue fendillée.

Au mois d'août 1870, il était militaire, il a consulté le chirurgien de son régiment, celui-ci lui a prescrit un gargarisme au chlorate de potasse et des pilules de protoiodure, de plus il a cautérisé la langue, à diverses reprises, avec le nitrate d'argent.

Le malade fit alors un séjour de cinq semaines à l'hôpital, son mal est resté stationnaire. Pendant la guerre son mal a fait les plus grands progrès ; vers le milieu de novembre, il ne pouvait plus parler, on l'a envoyé à l'hôpital, puis on l'a retourné à son régiment au bout de quelques jours de repos. Avec de nouvelles fatigues la langue se tuméfie de nouveau, il ne peut plus parler ni manger, on l'envoie à l'hôpital de Marseille ; là, pendant six mois on lui donne du sirop de biiodure, il éprouve une grande amélioration qu'il impute à son traitement.

Sorti de Marseille, il rejoint son régiment en Afrique. Son état était alors très-supportable ; il a eu les fièvres intermittentes, fièvres qui le reprennent encore de temps à autre et ne paraissent pas avoir eu d'influence sur son mal.

Le 30 avril 1872 il revient en France ; vers le 5 ou le 6 mars de la même année, sa langue se tuméfie, il entre à l'hôpital Saint-Louis dans le service de M. Hillairet ; il parlait difficilement, buvait avec peine et ne pouvait presque pas manger. On lui a donné un traitement mercuriel, puis de l'iodure de potassium, il a été très-amélioré.

J'examine pour la première fois le malade le 11 août. C'est un garçon assez frêle, imberbe, sa peau ne présente ni éruptions, ni cicatrices, sur le gland on voit la cicatrice de son chancre. Les digestions sont bonnes, les nuits tranquilles. La voix est légèrement voilée, mais le malade prétend qu'elle a toujours été ainsi. Il tousse depuis deux ans, il n'a pas d'hémoptysies, à l'auscultation on n'entend que des râles de bronchite, mais l'impression produite par l'aspect du malade est qu'il est tuberculeux.

La gorge est parfaitement saine, elle ne présente même pas de teinte anomale.

Le malade parle avec une certaine peine, quand il a parlé un certain temps il éprouve de la fatigue, il est obligé de parler très-lentement et même de s'arrêter de temps en temps.

Il sent la consistance des aliments d'une façon incomplète ; quand les aliments sont un peu durs, des parcelles alimentaires s'introduisent dans les fissures de la langue, et provoquent des douleurs assez vives et forcent le malade à boire après chaque bouchée. Quelle qu'ait été sa nourriture, il est toujours obligé de se nettoyer la bouche à la fin du repas. Après chaque repas il éprouve une sensation de pesanteur dans la langue. La gêne qu'il éprouve à manger, l'empêche de manger à sa faim et l'oblige à multiplier ses repas qui sont toujours au moins au nombre de cinq. De tous les aliments, celui qu'il préfère c'est la soupe.

Il coupe son vin avec de l'eau, quand il le boit pur, il éprouve une sensation de cuisson qui dure dix minutes, et est très-pénible.

Son goût a diminué, il ne peut nous dire dans quelles limites.

Les digestions sont bonnes , il n'a pas de diarrhée.

Il fume moins, quand il fume, le contact de la fumée de tabac ne lui cause aucune gêne dans la bouche.

Il ne salive pas plus que d'habitude.

La langue a son volume normal, elle est d'une teinte blanchâtre comparable par son aspect, à des bourgeons charnus qu'on vient de cautériser avec le nitrate d'argent. Elle présente sur la ligne médiane un sillon profond antéro-postérieur, sur les parties laté-rales on trouve encore deux ou trois sillons beaucoup moins pro-fonds, à direction également antéro-postérieure. Un certain nom-bre de sillons peu profonds, coupent transversalement ceux que nous venons de signaler et divisent ainsi la langue, en une foule de petits carrés.

Un peu en avant du V lingual, il existe deux ulcères légèrement arrondis, peu profonds, couverts de mucus purulent.

Rien dans la cavité buccale. Pas de ganglions sous maxillaires. Lors de son entrée à l'hôpital on lui a donné des pilules mercu-rielles, actuellement il prend de l'iodure de potassium.

Obs. VIII. — Arthritides vulgaires multiples : psoriasis buccal, eczéma plantaria. Eczema unguium. Acné rosacée. Rhumatisme articulaire. (Empruntée aux Leçons sur les arthritides, de M. Bazin. — Recueillie par le Dr Jules Besnier.)

M. A..., âgé de 54 ans, se présente le 20 juin 1868 à la consultation de M. Bazin, pour un psoriasis buccal qui daterait d'une vingtaine d'années.

Ce malade raconte que son père a été atteint pendant long-temps d'une éruption circonscrite et localisée à la région thoracique et sur les bras; il est mort d'un accident. Sa mère aurait toujours été bien portante et est morte à un âge très-avancé. Il a une sœur qui a souffert pendant de longues années d'une gastralgie rebelle.

Pour lui, il est d'une taille élevée et d'un tempérament sanguin très-accentué ; dans son enfance il aurait toujours joui d'une bonne santé.

Il y a une trentaine d'années, en 1837, il a pris la syphilis et il a été atteint d'une série d'affections syphilitiques : angine, plaques muqueuses de la gorge, roséole ; plus tard, syphilide tuberculeuse de la paume des mains, gomme de la langue, et enfin exostose du tibia droit. Ces accidents, sur lesquels le malade s'explique très-nettement, ont été traités par le mercure et l'iodure de potassium; et bien que le traitement n'ait été suivi que très-irrégulièrement, ils ont successivement disparu au bout de quelques années, sauf l'exostose qu'on retrouve encore à un certain degré.

A. — Bientôt après, se sont montrés de nouveaux accidents non moins nombreux et plus rebelles encore. Ainsi il y a une vingtaine d'années, c'est-à-dire en 1848, le malade, qui est grand fumeur, s'aperçoit que sa langue change de coloration et devient blanchâtre de la pointe à la base. Les papilles étaient d'abord isolées et formaient comme autant de points d'un blanc mat juxtaposés ; peu à peu chaque point blanchâtre est devenu plus large et s'est réuni aux saillies voisines, de là sont survenus une série d'îlots plus ou moins étendus. L'affection, d'abord limitée à la pointe de la langue, a gagné peu à peu la base, puis s'est montrée à la face interne des joues.

Peu de temps après le début de cette affection, la langue a présenté une légère augmentation de volume, qu'elle a conservée depuis. A ce moment encore, il y aurait eu une sorte de desquamation à la surface de l'organe, à tel point que le malade était obligé de se racler la langue chaque matin, afin de la débarrasser des produits blanchâtres qui la recouvraient et le gênaient lorsqu'il voulait parler Cette desquamation n'a pas duré plus de quelques mois et a fait place à une certaine sécheresse de la surface de l'organe. La langue était alors, dit le malade, blanche et lisse comme une coquille d'œuf.

Cet état a persisté des années sans grandes modifications et en n'entraînant que quelques accidents légers. Mais il y a un an, quelques ulcérations très-superficielles et arrondies se sont montrées sur les bords de la langue, et ont déterminé un certain degré de douleur qui persiste encore. Les ulcérations ont passé d'un point à l'autre, en se cicatrisant dans les points primitivement occupés. Le gonflement de l'organe a également augmenté et par là même a occasionné un peu plus de gêne dans la parole. Du reste, à aucune époque, il n'est survenu, à part cette gêne toute mécanique, aucun trouble fonctionnel notable, aucun changement dans la salivation, ni dans la dégustation.

Le malade, en rapport fréquent avec un grand nombre de médecins, a subi une série de traitements, variant suivant l'opinion de chacun. Le plus souvent, dit-il, on regardait l'affection comme étant de nature syphilitique, en raison de ses antécédents; aussi a-t-il repris plusieurs fois du mercure et de l'iodure de potassium, mais inutilement. Il a eu recours également à des gargarismes au sublimé, à des lotions phéniquées, sulfureuses, astringentes, etc., et aucune amélioration ne s'est montrée.

Loin de là, l'affection a progressé de plus en plus, amenant plus de gonflement de la langue, des ulcérations plus multipliées et plus larges, auxquelles s'est joint un certain degré de fétidité de l'haleine. Cette marche, qui s'est surtout montrée depuis quelques mois l'a vivement préoccupé, et l'a déterminé à consulter de nouveau ; et c'est alors qu'il s'est adressé à M. Bazin.

En ce moment (25 juin), on observe l'état suivant ; la langue est gonflée dans son ensemble, surtout au niveau de la base, mais elle est souple au toucher et mobile comme dans l'état normal.

A sa face dorsale, on constate la présence de larges îlots blanchâtres, d'un blanc de lait, irréguliers dans leurs contours et séparés par des intervalles linéaires, où la muqueuse présente sa coloration rouge normale. Chacun de ces îlots présente une surface lisse et uniforme, et paraît légèrement soulevé au-dessus des parties rougeâtres.

Sur la partie latérale droite, se voit une exulcération très-super-ficielle, qui semble avoir succédé à la chute d'un des îlots blan-châtres et est d'un rouge assez vif. Cette exulcération est de la lar-geur d'une pièce de 20 centimes et est le siége d'une douleur assez vive au toucher. Des exulcérations analogues auraient existé sur le côté opposé, mais actuellement elles ont disparu et sont remplacées par des îlots blanchâtres analogues à ceux de la face dorsale de la langue.

La face interne des joues, au niveau des commissures surtout, présente une coloration d'un blanc terne, à peine saillante au-dessus de la muqueuse ; on dirait la trace récente du crayon de ni-trate d'argent.

Pas de sécheresse de la bouche, ni de sécrétion exagérée de sa-live ; conservation de la notion des saveurs. Les dents ne présen-tent rien de particulier.

Le diagnostic porté est psoriasis buccal de nature arthritique, provoqué par l'abus du tabac à fumer et par les accidents syphili-tiques qu'à éprouvés le malade du côté de la bouche (la syphilis aurait éveillé *in situ* l'arthritis).

Les autres manifestations arthritiques, qu'à présentées et que présente encore le malade, confirment pleinement le diagnostic porté sur la nature de l'affection buccale.

B. — En même temps, en effet, que se développait l'affection des muqueuses linguale et buccale, d'autres manifestations de même nature se montraient sur la peau.

En 1850, c'est-à-dire deux ans après le début de l'affection précédente, la plante des pieds a présenté une rougeur assez vive, suivie d'un soulèvement de l'épiderme en larges lambeaux et d'un suintement assez abondant. Ces symptômes, qui dénotent un *ecze-ma plantaria*, ont duré pendant plusieurs années en présentant des alternatives fréquentes de mieux et de plus mal. Ils ont résisté au mercure et à l'iodure de potassium, que le malade s'était em-pressé de reprendre ; ils n'ont cédé qu'à deux saisons aux eaux de Luchon.

C. — Quelques années après, il s'est développé au pourtour de l'ongle de l'orteil droit une rougeur érythémateuse, qui a persisté plusieurs mois et s'est localisée au-dessous de l'ongle. Celui-ci peu à peu a été soulevé par des concrétions molles et jaunâtres, qui s'accumulaient au-dessous de lui et tombaient pour faire place à des produits analogues, qui persistent encore. Cet *eczema un-guium* a, comme le précédent, résisté aux antisyphilitiques.

D. — Depuis plusieurs années, une rougeur assez vive, accompagnée de quelques rares poussées pustuleuses, s'est montrée sur la face, au niveau des joues de chaque côté du nez. Cette *acné rosacée* présente, commé les affections précédentes, des alternatives fréquentes de mieux et de plus mal.

E. — Du côté des articulations, le malade aurait eu une arthrite du poignet gauche en 1842 ; et plus tard des douleurs irrégulières mais fréquentes dans la plupart des articulations, notamment aux épaules ; et depuis trois ou quatre ans, il présente une arthrite avec nodosités persistantes, siégeant à la première articulation métatarsophalangienue du pied droit.

Enfin, depuis quelques années, il est sujet à de l'oppression et à des battements de cœur fréquents. Ces accidents présentent souvent des moments d'exacerbation; il y aurait eu en même temps, à un moment donné, une violente douleur dans l'épaule et le bras gauches, qui ferait admettre quelques accès d'angine de poitrine.

Malgré ces accidents nombreux, la santé générale s'est assez bien maintenue. Le teint est coloré, il y a de l'embonpoint ; le sang monte facilement à la tête, la transpiration est abondante, les digestions se font bien, les selles sont faciles, mais fréquemment accompagnées de flux hémorrhoïdaires. Les forces sont bien conservées.

Traitement. — Comme traitement, le malade est soumis aux alcalins à l'intérieur, et à des pulvérisations alcalines dans la cavité buccale. On lui conseille de plus une saison aux eaux de Royat.

2 juillet. — Le malade accuse une certaine amélioration dans l'état local. Le gonflement de la langue est beaucoup moins prononcé, les douleurs moins vives, les enduits blanchâtres se détachent plus facilement et sont moins abondants ; cependant l'aspect de la langue n'est pas sensiblement modifié.

Cette amélioration, quelque légère qu'elle soit, décide M. A.... à se rendre à Royat.

Obs. IX. — Psoriasis lingual. (Empruntée à la thèse de M. Saison.)

Le 19 mars 1867, entre à l'hôpital Saint-Louis, n° 21, L..., cordonnier, âgé de 69 ans, n'en paraissant pas plus de 60. Constitution moyenne. Tempérament lymphatico sanguin. Il est bien conservé et présente tous les attributs de la santé.

Père inconnu. Mère morte à 82 ans. Pas de rhumatismes.

Le malade n'a pas eu de gourmes, d'ophthalmies, d'otorrhées, de glandes au cou dans son enfance. Il a fait la campagne de France en 1814 ; depuis ce temps, il est sujet à des douleurs articulaires à marche subaiguë dans les grandes articulations. Lumbagos. Pas de torticolis.

Pas d'angine. Appétit conservé, digestions lentes, constipation ; hémorrhoïdes qui ne donnent plus de sang actuellement.

Une blennorrhagie à l'âge de 18 ans. Pas de syphilis.

Nourriture très-insuffisante ; pas d'habitudes alcooliques ; fume environ pour 5 centimes de tabac par jour ; ne chique pas ; la pipe présente un tuyau assez long.

La maladie actuelle a commencé il y a environ trois mois. Le malade l'attribue à l'état fonctionnel du tube digestif, qui est le siége d'une constipation habituelle et opiniâtre. Elle s'est d'abord montrée sur la face supérieure de la langue par des points ayant une apparence blanchâtre.

Jamais il n'y a eu de boutons. Depuis cette époque, la maladie a toujours été en progressant.

Etat actuel. — La face supérieure de la langue dans ses deux tiers antérieurs, c'est-à-dire, la portion de l'organe qui est située en avant du V lingual, présente un aspect opalin blanchâtre, lequel n'offre pas une disposition que l'on puisse rapporter à la disposition circinée ou nummulaire.

Les points d'apparence blanchâtre ont une épaisseur variable. Sur certaines portions la coloration est d'un blanc resplendissant, nacré, dans les points surtout où la muqueuse présente des élevures papuleuses de la grosseur d'un grain de millet, mais d'une superficie un peu plus grande.

Ces élevures sont appréciables avec le doigt ; elles donnent la sensation que l'on éprouve en passant la main sur une portion de peau atteinte de lichen. Au niveau de ces parties blanchâtres on observe des enfoncements, des sillons transversaux et antéro-postérieurs. Enfin, entre les points où la muqueuse offre cette teinte opaline, il y a des endroits où elle paraît presque saine. Signalons une petite ulcération allongée, surperficielle, qui se trouve à la base de l'organe. L'apparence opaline existe également à la pointe de l'organe et un peu vers les bords latéraux, mais elle ne se propage pas sur la face inférieure et sur le plancher buccal. On retrouve encore quelques lamelles blanchâtres à la face interne des commissures et des joues. Rien aux gencives ni à l'isthme du gosier

Au toucher, on ne sent pas d'induration profonde dans le tissu lingual. La nuit, il y a une sécheresse très-accusée de la cavité buccale. Pas de démangeaisons.

Douleurs provoquées par les aliments chauds et non par les aliments froids.

La sensation gustative paraît intacte. Salivation abondante surtout après le repas. Sommeil très-bon ; appétit conservé.

Pas de ganglions occipitaux, sous-maxillaires ou parotidiens ; pas d'alopécie, pas d'angine, pas de maux de tête ; pas d'autre éruption sur le corps que des furoncles. Au scrotum, démangeaisons très-vives depuis trois semaines, mais sans éruptions. Induration à la face interne des cuisses de chaque côté (cordonnier).

Traitement. — 10 grammes de bicarbonate de soude pour 1 litre d'eau. Pulvérisation matin et soir. Tisane de séné. Mâcher de la racine de rhubarbe.

Jusqu'au 24 avril, l'état reste à peu près stationnaire ; pourtant les points saillants, les élevures semblent s'affaisser un peu et surtout perdre de leur dureté.

(Cautérisation de la langue au nitrate d'argent).

1er mai. Comme caractère extérieur, la maladie n'a guère changé d'aspect ; mais le malade indique surtout des modifications favorables au point de vue des douleurs qu'il éprouvait presque constamment.

Elles sont disparues. La mastication s'opère facilement ; la soif est normale.

Le 10. Le malade quitte l'hôpital sur sa demande. Très-légère amélioration dans l'éruption.

L'épaisseur du produit épithélial est moindre ; les saillies isolées, qui avaient une dureté fibreuse, se sont affaissées en partie. Plus de douleurs. Santé générale très-bonne.

Obs. X. — Empruntée à la thèse de M. Saison.

Gilbert, cocher, âgé de 61 ans, n'a jamais été malade.

Gourmes, dans son enfance. A 20 ans, blennorrhagie avec orchite double. Depuis l'âge de 40 ans, blépharite ciliaire et cononctivite chronique, persistant encore aujourd'hui.

Il a toujours fait des excès de boissons. Il fumait continuellement des cigares de 5 centimes, jusqu'à dix par jour. Voilà plus de deux mois qu'il a cessé de fumer.

Jamais il n'a eu d'écorchure sur la verge, ni d'accidents syphilitiques secondaires appréciables.

Il y a un an, il a déjà eu mal à la bouche ; avec quelques gargarismes et en s'abstenant de fumer, il a été promptement guéri.

Mais depuis plus de trois mois il souffre de sa bouche, et ce n'est qu'un mois après le début de l'affection qu'il a cessé de fumer.

Aujourd'hui 6 juin 1869, le malade porte sur les deux lèvres, à la partie antérieure de la langue, au plancher de la bouche, à la partie interne des joues, au niveau des commissures et la moitié antérieure de la voûte palatine, une éruption caractérisée par une production épithéliale épaisse, formant une membrane blanchâtre dure et cornée dans quelques points. Dans d'autres, cette membrane détachée montre au dessous d'elle une surface muqueuse lisse et d'un rouge livide. Dans les points dépouillés de la couche épithéliale, il y a quelques ulcérations. On en voit une à la lèvre inférieure, deux à la face dorsale de la langue et une à son côté gauche. Ces ulcérations sont très-sensibles au moindre attouchement.

La face dorsale de la langue présente, en outre, une saillie épithéliale arrondie et blanchâtre, très-dure au toucher. Pas d'engorgement ganglionnaire sous-maxillaire.

Cette affection de la langue est très-douloureuse et gêne beaucoup le malade dans la mastication. Le contact des substances les moins irritantes est très-pénibles. Salivation abondante.

Depuis deux mois, le malade est traité par le Dr Moura au moyen de gargarismes et de cautérisations sans obtenir d'amélioration.

En outre le malade a des démangeaisons très-vives aux bourses ; on y voit les traces d'un grattage énergique.

Traitement. — Gargarisme avec borax porté de 2 à 8 grammes en quinze jours.

On fait ensuite des pulvérisations sans résultat.

Le 26. Les plaques épidermiques sont moins épaisses. Les ulcérations sont cicatrisées depuis longtemps, les douleurs sont moins vives, la salivation toujours abondante.

Le malade sort le 30 sur sa demande.

Obs. XI. — Psoriasis lingual. Eczéma du pied. Épithélioma de la langue. (Observation communiquée par le Dr Tillot, médecin inspecteur des eaux de Saint-Christau.)

M. D..., est adressé aux eaux de Saint-Christau par le Dr Bazin, en 1874. Il est d'une constitution forte, d'un tempérament lymphatico-sanguin ; son père est goutteux, et a eu à diverses reprises des affections de la peau. Je n'ai pu savoir [si M. D... avait eu la syphilis.

M. D... a son affection buccale depuis 30 ans, celle du pied depuis 20 ans. Il a vu pour la première fois le Dr Bazin en 1867. M. Bazin lui a défendu de fumer, lui a prescrit des pulvérisations avec l'eau de Vichy, de Condillac et de Saint-Christau, il lui a conseillé une saison à Royat et une à Saint-Christau.

Etat actuel. — Sur la langue, plaques d'un blanc grisâtre, un peu élevées, d'une figure irrégulière ; au milieu de la langue existe un ilot élevé, induré, pointu, de la grosseur d'un pois. Du côté droit la muqueuse de la joue est un peu opaline et épaissie, de temps en temps et surtout quaud le temps est humide, sensation pénible à l'isthme du gosier.

Sur le dos du pied droit, sur les orteils et à la plante du pied ; petits placards un peu élevés, de couleur rosée, recouverts de squames très-sèches, fines et adhérentes, quelques excoriations sur la plante du pied.

Traitement. — 25 bains. Neuf séances de pulvérisation avec l'eau de Saint-Christau naturelle.

Résultat. — Amélioration notable pour le pied qui est moins rouge, moins squameux. Sur la langue les plaques se sont un peu aplaties, l'endroit induré a un peu diminué.

J'ai su depuis que plusieurs mois après la saison aux eaux de Saint-Christau la tumeur de la langue s'était un peu ulcérée, que le malade avait vu M. Panas qui m'a déclaré que l'affection de la langue était devenue un épithélioma. Le malade est mourant en novembre 1872.

Obs. XII. — Psoriasis buccal. (Observation communiquée par le Dr Tillot.)

M. P..., envoyé aux eaux de Saint-Christau, par M. Bazin, en 1869. Tempérament lymphatique très prononcé, 64 ans, fumeur.

Sa mère a eu à l'âge de 80 ans une dartre à la région cervicale.

M. P... n'a jamais eu de rhumatismes ni d'accès de goutte; en 1851, il a eu un chancre et une iritis de l'œil gauche; depuis plusieurs années la vue s'est affaiblie du côté droit.

Son mal a débuté il y a quatre ans; M Ricord consulté, a attribué la maladie à l'habitude de fumer; il a prononcé le mot dartre.

Etat actuel. — L'affection occupe les deux lèvres et la face interne des joues, la muqueuse est épaissie, blanchâtre, comme quadrillée, on dirait qu'on l'a badigeonnée avec une solution très-faible de nitrate d'argent; il y a surtout quatre plaques remarquables, deux à la face interne des joues, une à la lèvre supérieure, l'autre à la lèvre inférieure.

Traitement. — 25 bains. 22 séances de pulvérisation avec l'eau de Saint-Christau, lotions, gargarismes.

Résultat. — Amélioration simple, les plaques sont moins saillantes.

Obs. XIII. — Psoriasis lingual. Érythème des deux mains. Acné du tronc. (Observation communiquée par le Dr Tillot.)

M. C..., adressé aux eaux de Saint-Christau, en 1872, par M. Bazin, est un ancien officier, d'une constitution forte et vigoureuse, il est grand fumeur. Il a eu une blennorrhagie, de la roséole, des croûtes dans les cheveux, des altérations de la gorge; depuis une dizaine d'années a de l'érythème des mains.

Son affection de la langue a débuté, il y a cinq ans, elle a été déclarée syphilitique par différents médecins et traitée comme telle. M. Bazin lui a conseillé des gargarismes avec le sublimé et des pulvérisations avec l'eau de Saint-Christau; il a fait sans succès une saison à Luchon.

Etat actuel. — La langue est très-large et présente de chaque côté de la ligne médiane deux surfaces étendues de la pointe à la base, ayant une couleur d'un blanc argenté, on dirait que la langue a été peinte avec du blanc d'argent (langue d'argent), dans d'autres moments, la langue est moins brillante et son aspect rappelle celui de la crême. Les papilles de la langue, dans les endroits malades sont toutes hypertrophiées; il est bien important de faire observer que l'affection n'est pas disposée par îlots isolés, mais que les deux plaques sont continues.

A la face interne des joues près de la commissure labiale, existent deux plaques opalines semblables aux taches laissées par l'attouchement du crayon de nitrate d'argent. Nulle sensation pénible dans la bouche.

Nombreuses pustules d'acné sur les épaules.

La région hypothénar des deux mains est parsemée de taches assez larges d'un rouge vif, ne formant pas de saillie, et semblables à celles qui s'observent à la suite d'une pression prolongée.

Traitement. — 20 bains ; 20 séances de pulvérisation avec l'eau de Saint-Christau.

Résultat. — Amélioration simple ; les plaques argentées se sont un peu rétrécies.

Obs. XIV. — Psoriasis lingual. (Observation communiquée par le Dr Tillot.)

M. L..., de Bordeaux, constitution médiocre, tempérament lymphatique, 64 ans, fait une saison à Saint-Christau, en 1869, il a fréquemment des douleurs rhumatismales erratiques. Il a eu, il y a une dizaine d'années, une iritis traitée par M. Desmarres ; il a depuis longtemps une dysurie due, lui a dit son médecin, à une hypertrophie de la prostate. Il a fréquemment de la dyspnée. Son affection a débuté il y a une dizaine d'années.

Etat actuel. — L'affection occupe la langue ; celle-ci est rouge à la base, mais dans toute sa moitié antérieure, elle présente une coloration d'un blanc grisâtre, elle est couverte d'une couche de squames d'un gris cendré ; çà et là existent des fissures assez profondes, il y a aussi des surfaces d'un gris-cendré et des fissures sur les lèvres.

Traitement. — 18 bains, 20 séances de pulvérisation avec l'eau naturelle de Saint-Christau.

Résultat. — Le malade m'a écrit que les eaux lui avaient fait du bien, qu'il avait l'intention de faire une nouvelle saison, mais l'état de sa prostate ne lui a pas permis d'exécuter son projet.

Obs. XV. — Psoriasis lingual. Cancroïde. (Observation recueillie dans le service de M. le professeur Verneuil, communiquée par M. Lemaître, interne du service.)

V... (Joseph), marchand de tableaux, 62 ans, entré le 18 février 1873, dans le service de M. le professeur Verneuil.

Ce malade a été opéré au mois de décembre 1872 d'un épithélioma qui occupait la partie latérale gauche de la langue ; lorsqu'il est sorti de l'hôpital, il paraissait guéri, la perte de substance produite par l'opération était cicatrisée, les tissus voisins n'étaient pas indurés. Deux mois plus tard la tumeur récidivait.

Toute la partie gauche de la langue et du plancher de la bouche est tuméfiée, indurée; cette tumeur n'est pas ulcérée. Les ganglions de la région sus-hyoïdienne sont très-volumineux.

Le malade maigrit, crache continuellement, souffre nuit et jour, ne dort pas. Outre les lésions précédemment décrites, le malade présente sur la face dorsale de la langue trois plaques blanchâtres de psoriasis, il n'en a ni sur les lèvres, ni sur les joues, M. Verneuil les avait vues avant l'opération, et le malade déclare les porter depuis l'âge de 18 ans.

La tumeur s'est ensuite ulcérée, le malade est mort dans les premiers jours d'avril.

Obs. XVI. — Psoriasis lingual. Cancroïde. (Observation du service de M. le professeur Verneuil, communiquée par M. Lemaître, interne du service.)

H..., âgé de 60 ans, ancien soldat, vient consulter M. Verneuil pour une tumeur du côté gauche de la langue. Sa santé est habituellement bonne, il n'a jamais souffert que d'hémorrhoïdes.

La tumeur pour laquelle il vient consulter a débuté il y a dix ans; elle a d'abord marché très-lentement: depuis un an seulement elle s'accroît avec rapidité. Le diamètre transversal de la langue est manifestement augmenté. Au toucher, on sent une tumeur occupant toute la partie latérale gauche de la langue, depuis le pilier antérieure jusqu'à un centimètre de la pointe; elle est dure, inégale, bosselée, intimement unie à la muqueuse linguale qui n'est pas ulcérée; elle ne semble pas occuper toute l'épaisseur de la langue, mais plus spécialement la partie dorsale. Le plancher de la bouche est absolument sain. Les ganglions du cou sont volumineux, surtout les ganglions sous-maxillaires gauches.

La partie droite de la langue est recouverte de plaques blanchâtres ayant des formes et des dimentions variées, mais présentant en moyenne la surface de pièces de 20 centimes; elles sont au nombre de huit ou neuf, quelques-unes occupent les bords et la pointe de la langue; elles sont blanchâtres recouvertes d'une couche épaisse d'épithélium dont on enlève facilement par le grattage les parties superficielles; on voit alors que ces plaques présentent des stries longitudinales qui paraissent produites par l'hypertrophie des papilles de la langue.

La face inférieure de la langue, la face interne des lèvres et des joues présentent des lésions semblables. A l'orifice du canal de Sténon du côté droit, on aperçoit un groupe de papilles hypertrophiées et recouvertes d'une couche blanchâtre. La muqueuse du palais est bosselée et très-nettement hypertrophiée par places.

Cet homme fume beaucoup, mais avec des pipes très-longues; il ne peut indiquer l'époque d'apparition des plaques précédemment décrites.

Obs. XVII. — Psoriasis buccal. Eczéma scrotal. Pityriasis capitis. (Observation communiquée par le Dr Tillot.)

M. H... du Caire, adressé aux eaux de Saint-Christau, par M. Bazin, en 1872. Il est d'un tempérament lymphatique, âgé de 31 ans, fume continuellement la cigarette.

Il a eu des douleurs rhumatismales, erratiques, il a eu une cystite du col il y a plusieurs années; dans sa jeunesse il a eu un chancre.

Son mal a débuté par les gencives, il a été soigné par le Dr Hébra, de Vienne, pendant deux années; ce médecin lui a donné de l'iodure de potassium et lui a cautérisé la langue avec la pierre infernale. Quant à l'affection du scrotum qui est postérieure à celle de la bouche, elle aurait été considérée comme affection parasitaire et traitée par le savon vert et l'acide phénique. MM. Bazin, Ricord et Panas ont été d'avis que la syphilis n'était pour rien dans son affection. M. Bazin lui prescrivit l'eau de Vichy, du sirop alcalin, des lotions boratées sur la langue, une saison à Saint-Christau.

Etat actuel : Pâleur, aspect cachectique, alopécie très-prononcée; quatre affections :

1o La langue est couverte, surtout dans le tiers postérieur, de plaques d'un gris verdâtre, assez épaisses, séparées par des fissures, çà et là rougeur vive; deux des plaques font une saillie plus grande et sont dures au toucher. Sur les côtés de la langue existent de petites taches cendrées, irrégulièrement arrondies, au niveau desquelles on n'aperçoit pas de papilles, l'une d'elles occupe une dépression anfractueuse de la langue. Le malade éprouve, sur différents points, la sensation d'une plaie vive.

2o Les gencives sont sèches et rouges, les dents sont déchaussées, elles sont le siége d'une sensation d'agacement. Il y a de la salivation.

3° Sur le scrotum, épaississement de l'épiderme, squames grises fines, très-adhérentes, s'étendant jusqu'aux cuisses.

4° Sur la face interne de la narine droite, croûtes assez épaisses couvrant une surface un peu rouge.

Traitement : M. H... a fait deux saisons à Saint-Christau, il a pris 60 bains et subi 57 séances de pulvérisation, pendant son séjour, il eut le quatrième jour une poussée caractérisée par une éruption de pustules acnéiformes sur les cuisses. Vers la fin de son séjour M. H... eut d'abord des douleurs à un poignet, puis au niveau des articulations de deux doigts, puis enfin à l'articulation du gros orteil gauche.

Résultat. Quand M. H... quitta Saint-Christan, il y avait excitation de la langue, elle était tuméfiée, je l'ai vu deux mois plus tard, les plaques de la langue avaient presque disparu, ainsi que les fissures, il n'existait plus de plaques et d'induration que sur le côté gauche de la langue ; le scrotum était complétement guéri.

Obs. XVIII. — Psoriasis lingual. Syphilis. (Observation recueillie dans le service de M. Bazin.)

Plugnon, 38 ans, teinturière.

Au mois d'août 1872, elle a été soignée dans la service de M. Lailler.

Au mois de décembre elle entre chez M. Bazin, elle a une syphilide papuleuse. Le bord gauche et la partie postérieure du bord droit sont couverts de squames, fines, blanches, il n'y a pas de fissures. Quoique la lésion soit peu prononcée, le diagnostic psoriasis lingual est posé par les différents médecins auxquels nous présentons la malade.

Au mois d'août, lorsqu'elle était chez M. Lailler elle avait un chancre de la langue et une syphilide papuleuse, la langue commençait déjà à blanchir ainsi que nous avons pu le constater sur un moule de cette langue qui avait été pris à cette époque et déposé au musée de l'hôpital Saint-Louis.

Obs. XIX. — Psoriasis lingual. (Obs. communiquée par M. le professeur Dolbeau.)

D..., 35 ans, ébéniste. En 1859, il eut un chancre de la verge pour lequel il fut traité à Valenciennes. On lui donna alors, dit-il, pendant trois mois des pilules.

Aucun accident strumeux, ni adénite cervicale, ni impetigo du cuir chevelu.

En 1854, apparaissent pour la première fois des accidents du côté de la langue, une ulcération très-douloureuse de cet organe nécessita un traitement de six semaines par l'iodure de potassium.

Il y a deux mois environ, le malade a remarqué que sa langue offrait une couleur blanche, et il y a six semaines sont survenues quelques ulcérations qui ont guéri spontanément. Le malade n'est point un grand fumeur, il fume la pipe, il est vrai, mais peu et avec un long tuyau.

Il y a environ cinq ou six semaines apparait, sur le bord droit de la langue et empiétant sur sa face inférieure, une fissure qui a causé à cet homme des souffrances assez vives pour l'empêcher de dormir et le gêner considérablement lorsqu'il parle et surtout lorsqu'il mange.

Le 24 février 1873, il entre à l'hôpital. La langue, dans la moitié antérieure de sa portion horizontale est recouverte d'un enduit blanchâtre, fendillé, irrégulièrement desquamé par places, et laissant voir çà et là la muqueuse d'un aspect rouge et framboisé. Cet enduit, en certains points, présente de véritables plaques d'un aspect laiteux, elles sont dures, rugueuses et très-adhérentes. Les bords de la langue sont ulcérés, à droite surtout, à gauche on voit une ulcération en voie de cicatrisation. A droite, sur la face inférieure de la langue et près de son bord libre, apparaît une fissure plus longue que large, à bords taillés à pic mais nullement indurés, à fonds gris jaunâtre. D'autres ulcérations analogues existent sur la partie postérieure des bords de la langue. La face interne des joues et des gencives ne présente rien de particulier à noter. Les dents sont irrégulières et usées mais non cariés, l'une d'elles, la première grosse molaire, fait une saillie considérable au niveau de l'ulcération. Les dents sont encroutées de tartre. Pas de gingivite, il existe un petit ganglion sous-maxillaire dur mais non douloureux.

6 février. Depuis huit jours seulement que le malade est à l'hôpital, le traitement par le chlorate de potasse à haute dose, huit grammes mêlés chaque jour aux aliments a déjà amélioré l'état de la langue ; il mange mieux, souffre moins, mais il lui semble que sa langue est épaisse et comme empâtée.

Vers la fin du mois de février, c'est-à-dire, à peu près quinze jours après le commencement de ce traitement, la surface de la langue a perdu sa teinte blanche. En certain points l'enduit a diminué d'épaisseur particulièrement vers le centre, les crevasses y paraissent moins profondes, mais à droite, on trouve un petit mamelon dont l'état ne semble pas amélioré.

Un mois plus tard, comme l'état de la langue semble rester stationnaire, M. Dolbeau touche les ulcérations avec du nitrate acide de mercure, en même temps qu'il fait suspendre l'administration du chlorate de potasse. Pendant les premiers jours on constate une amélioration considérable qui s'arrête ensuite.

Dans les premiers jours de mai, les ulcérations reprennent leur couleur pâle et l'on est forcé de revenir au chlorate de potasse administré à l'intérieur à la dose de quatre grammes. Ce médicament longtemps continué amène peu à peu une desquamation superficielle de l'enduit blanchâtre dont la teinte devient de plus en plus claire. Les sillons perdent aussi beaucoup de leur profondeur, de sorte que vers le milieu de mai, ils ont presque entièrement disparu. La surface de l'organe s'aplanit de plus en plus, les plaques saillantes disparaissent, il ne reste plus qu'un léger épaississement de l'épithélium de la langue.

Trois semaines plus tard, le malade quitte l'hôpital non entièrement guéri, mais amélioré. Les plaques qui formaient à la surface de la langue des îlots blanchâtres, ont complètement disparu, ainsi que les crevasses qui sillonnaient sa face dorsale. Il ne reste plus qu'un épaississement assez léger mais presque général de la couche épithéliale, épaississement qui fait perdre à cette couche sa transparence, masque la coloration rosée des tissus sous-jacents et communique à la face dorsale, à la face inférieure, mais surtout au bord droit une légère teinte opaline.

Obs. XX. — Psoriasis des lèvres et de la joue. Cancroïde de la joue. (Observation recueillie dans le service de M. le professeur Verneuil.)

S..., 57 ans, teinturier. — Il a eu cinq ou six attaques de rhumatisme articulaire aigu. Il fumait avec excès et chiquait. Il y a deux ans qu'il s'est aperçu qu'il portait une tache blanche au palais, peu de temps après, des taches semblables parurent aux commissures, à la face postérieure des lèvres et à la face interne des joues.

Ce malade entre dans le service de M. le professeur Verneuil, pour un cancroïde de la joue droite. Les ganglions sous-maxillaires du côté correspondant sont tuméfiés.

Obs. XXI. — Psoriasis lingual et des commissures. (Obs. recueillie dans le service de M. le professeur Vulpian, suppléé par M. Martineau.)

C..., âgé de 48 ans. Grand fumeur jusqu'à l'année dernière. Pas de syphilis, ni de rhumatisme. Il y a un an, il ressentit des picotements à la langue et s'aperçut en même temps qu'elle se couvrait de taches blanches.

Il ressent des picotements dans la langue, qui s'exagèrent quand il prend des liqueurs, du vin pur, de la salade, il est plus lent à manger depuis le début de son mal ; quand il parle longtemps sa langue, prétend-t-il, se tuméfie. Il salive abondamment et parfois pendant le sommeil la salive s'écoule sur l'oreiller. Le sens du goût ne serait pas diminué.

La partie médiane de la langue est dure, blanchâtre, présente des sillons profonds et irréguliers, limitant de petits blocs de muqueuse couverts de squames blanchâtres.

Plaques lisses, blanches, aux commissures, plus marquées à droite.

Obs. XXII. — Psoriasis de la lèvre. (Observation empruntée à la thèse de Buzenet.)

B..., 42 ans, cuisinier, bonne santé habituelle, blennorrhagie il y a vingt ans ; depuis cette époque aucun accident vénérien.

B... fume depuis l'âge de 20 ans, mais c'est surtout dans ces dernières années qu'il a fait abus du tabac. A plusieurs reprises il a éprouvé de violentes inflammations de la bouche avec salivation très-abondante ; néanmoins sa passion pour le tabac n'a fait que s'accroître et depuis un an environ B... ne cesse de fumer du matin au soir, ne quittant sa pipe que pendant ses repas. Il n'est pas inutile d'ajouter que B... ne fume jamais que la pipe à courte queue appelé vulgairement brûle-gueule.

Etat actuel (mai 1856) ; la muqueuse buccale, au niveau de la commissure gauche des lèvres et de la joue du côté correspondant, présente dans l'étendue de deux centimètres environ, un aspect tout à fait extraordinaire, elle est de couleur blanche, comme si elle venait de subir une cautérisation, rugueuse, sèche, dépolie, plissée. La surface qui est le siége de cette altération est un peu élevée au-dessus du niveau des parties voisines ; mais cette saillie est peu considérable ; au toucher, elle offre un certain degré de résistance et la base sur laquelle elle repose offre une sensation analogue à celle de l'induration chancreuse dite parcheminée. Au niveau de la commissure, cette surface est un peu élevée, le bord libre de la lèvre est garni de petites végétations framboisées, du volume d'une tête d'épingle. Ces végétations rappellent complètement, pour l'aspect, les tumeurs siégeant le plus souvent sur les organes génitaux, avec cette différence toutefois, que leur couleur est blanche et analogue à celle de la muqueuse voisine.

B... a l'habitude de porter la pipe du côté gauche, près de la commissure. A ce niveau, en effet, les dents présentent l'échancrure caractéristique que l'on trouve chez tous les fumeurs de pipe. C'est donc sur les points habituellement en contact avec le tuyau brûlant de l'instrument que la lésion précédente s'est produite.

La muqueuse buccale, dans toute son étendue, est rouge et très-injectée, aucun traitement n'a été fait jusqu'à ce jour.

Obs. XXIII. — Psoriasis lingual. (Obs. de M. A. Fournier, in thèse de Buzenet.)

Pierre D. — 30 ans, bonne santé habituelle, pas d'antécédent vénérien.

D. fume depuis dix à douze ans ; il a surtout fait abus de la pipe dans ces dernières années. Cette passion pour le tabac est devenue si dominante que depuis plusieurs mois, une année peut-être, le malade à continué à fumer malgré une violente irritation de la langue, produisant des douleurs très-vives. Aujourd'hui toute la muqueuse buccale est extrêmement rouge et congestionnée. La langue présente des lésions fort étranges, la face dorsale de l'organe est irrégulière, offrant de petits mamelons séparés par des sillons ulcérés. Çà et là quelques exulcérations superficielles et de peu d'étendue assez analogues à des papules secondaires ; mais sur le bord et vers la pointe existe une ulcération plus profonde entamant le derme lingual à fond rouge sur quelques points, et sur d'autres grisâtre et comme pseudo-membraneuse à base empâtée et remarquablement dure.

Cette dernière ulcération est séparée des plaques précédentes par une surface ou la langue semble recouverte d'une couenne blanche, sorte de pseudo-membrane adhérente. L'on dirait qu'à ce niveau l'épithélium est très-épais et prêt à se séparer des couches sous-jacentes. Douleurs vives dans la mastication. L'intensité des douleurs a forcé le malade depuis quelques jours à renoncer absolument à la pipe, pas d'engorgement ganglionnaire.

Ulcérations cautérisées se cicatrisent.

Traitement. — Trois semaines après le début du traitement, les ulcérations étaient cicatrisées, mais la langue présentait toujours la même déformation, le même aspect mamelonnaire de la face dorsale. Depuis cette époque je n'ai plus revu le malade.

Obs. XXIV. — Psoriasis de la langue et de la commissure gauche.
(Observation personnelle.)

A. — 36 ans, employé, ni rhumatisme, ni syphilis. Il est emphysémateux.

Il y a quatre ou cinq ans qu'il s'est aperçu de sa maladie, il l'attribue à ce qu'il a fumé avec excès, il fumait jusqu'à douze et quinze cigares par jour. Il n'a jamais fait de traitement suivi, mais a remarqué qu'il allait beaucoup mieux quand il cessait de fumer. Quand il boit un peu (plusieurs verres de bière par exemple) ou qu'il a parlé longtemps sa langue se gonfle, il parle difficilement et cette gêne de la parole, est quelquefois remarquée des assistants.

La langue est couverte de stries transversales et longitudinales limitant des carrés, ces carrés sont couverts d'un enduit blanchâtre. Au milieu de la langue on voit une grande fente, plus marquée au tiers antérieur, autrefois assez profonde, au dire du malade, pour y loger un pois.

Le goût n'est pas diminué; à la commissure gauche (côté du cigare), on constate l'existence d'une plaque blanche de la grandeur d'une pièce de deux francs, sur cette plaque s'élèvent quelques petites crêtes saillantes.

INDEX BIBLIOGRAPHIQUE

ANDERSON. Psoriasis syphilitica of the tongue, Glascow medical journal, mars 1868, p. 429.

BAZIN. Leçons théoriques et cliniques sur les affections cutanées de nature arthritique et dartreuse, recueillies par le Dr Jules Besnier. Paris, 1868.

BUZENET. Du chancre de la bouche. Thèse inaugurale, Paris, 1858.

DECHAMBRE. Article Langue du Dictionnaire encyclopédique des sciences médicales, t. I (2ᵉ série), p. 376. Paris, 1868.

HULKE. Medical Times, 30 novembre 1861, p. 556.

HULKE, PAGET, ANDREW, CLARK. Clinical society. Lancet, 1868,

LAILLER. Cité par Gubler, article Bouche du Dictionnaire encyclopédique des sciences médicales, t. X, p. 239. Paris, 1869.
p. 461.

MÔLLER. Klinische Bemerkungen über einige weniger bekannte Krankheiten der Zunge. Deutsche Klinick, 1851, t. III, p. 273.

NEGLIGAN. Notes of un usual abnormal condition of the mucous membrane of the tongue and cheeks in connexion with life assurance. Dublin, Quaterly journal of medical science, août 1862.

NEUMANN. Lehrbuch der Hautkrankheiten, 3ᵉ édition, Vienne, 1873.

SAISON. Diagnostic des manifestations secondaires de la syphilis sur la langue. Thèse inaugurale, Paris 1871.

SAMUEL PLUMBE. Practical treatise of the diseases of the skin, 4ᵉ édition. Londres, 1837.

A. PARENT, imprimeur de la Faculté de Médecine, rue Mʳ-le-Prince, 31.

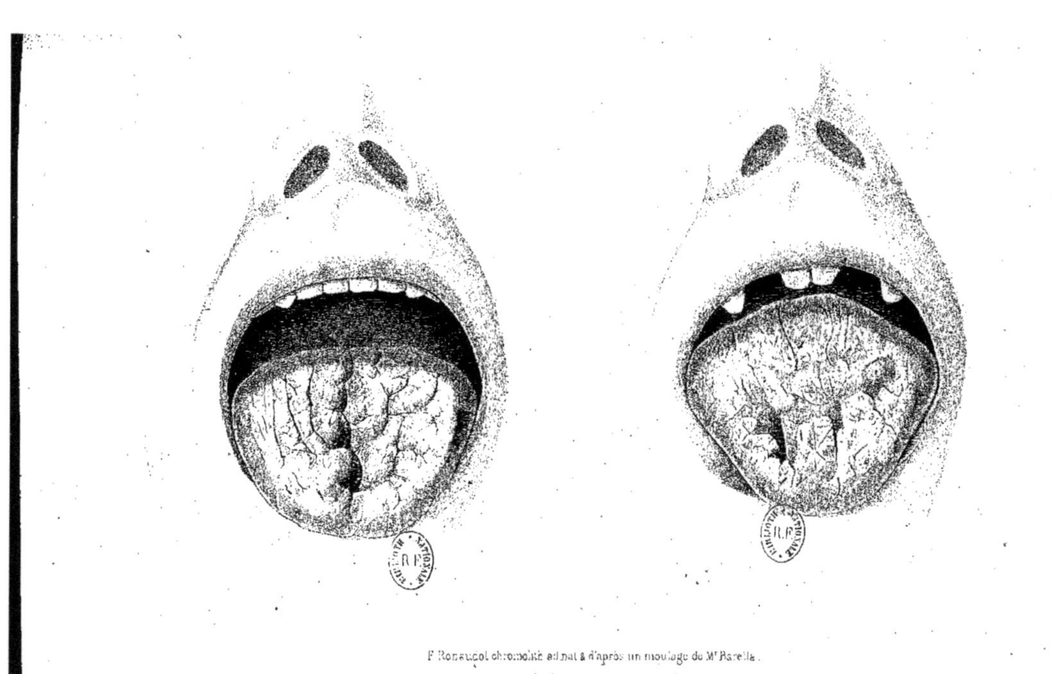

F. Ronsaucot chromolith. ad. nat. & d'après un moulage de Mr Barella.

Imp. Lemercier & Cie à Paris.

www.ingramcontent.com/pod-product-compliance
Ingram Content Group UK Ltd.
Pitfield, Milton Keynes, MK11 3LW, UK
UKHW021459090726
13657UKWH00003B/1422